DE

L'INCISION CRUCIALE

DANS LA LAPAROTOMIE

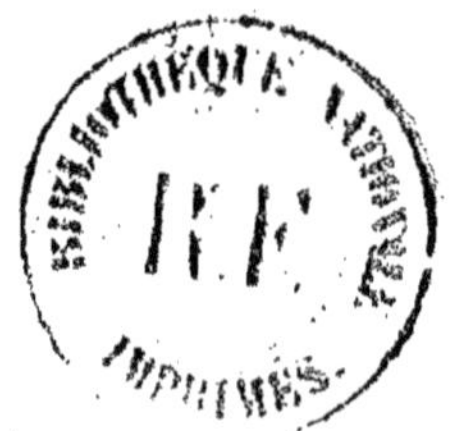

PAR

Le Dr Benoit-Charles NAUDET

Ancien interne de l'hôpital de Saint-Denis

PARIS

G. STEINHEIL, ÉDITEUR

2, RUE CASIMIR-DELAVIGNE, 2

1900

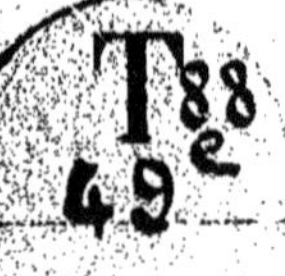

DE

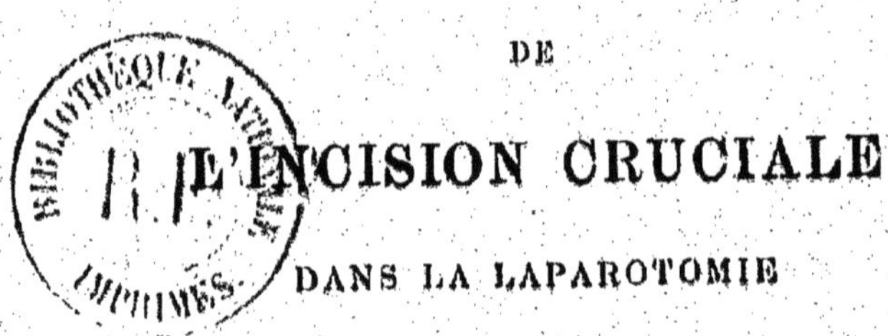

L'INCISION CRUCIALE

DANS LA LAPAROTOMIE

IMPRIMERIE A.-G. LEMALE, HAVRE

DE

L'INCISION CRUCIALE

DANS LA LAPAROTOMIE

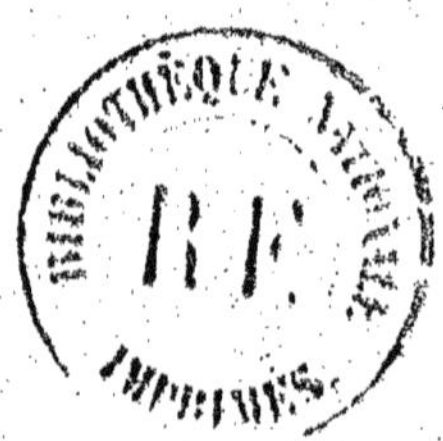

PAR

Le Dr Benoit-Charles NAUDET

Ancien interne de l'hôpital de Saint-Denis

PARIS

G. STEINHEIL, ÉDITEUR

2, RUE CASIMIR-DELAVIGNE, 2

1900

A MES PARENTS

A MES AMIS

A MON PRÉSIDENT DE THÈSE

MONSIEUR LE PROFESSEUR BERGER

Membre de l'Académie de Médecine
Chirurgien de l'hôpital Beaujon
Officier de la Légion d'honneur.

DE

L'INCISION CRUCIALE

DANS LA LAPAROTOMIE

DÉFINITION

Nombreux sont les chirurgiens qui abandonnent aujourd'hui, dans les opérations sur les organes génitaux internes de la femme, la voie vaginale, parce qu'elle ne donne pas un jour nécessaire, et ils ouvrent le ventre. Il nous a paru bon d'étudier une méthode de cœliotomie qui, nous semble-t-il, pourra porter ses fruits et donner des résultats post-opératoires très satisfaisants : nous voulons parler de l'incision cruciale.

Dans cette méthode, l'incision des plans superficiels, c'est-à-dire de la peau, du tissu cellulaire et des aponévroses, se fait dans le sens d'une ligne transversale ; le chirurgien relève ce lambeau vers l'ombilic de façon à découvrir largement la ligne blanche, puis il divise sur cette ligne les muscles droits suivant le plan sagittal du corps.

Faite d'abord dans un but de coquetterie, cette incision, à nos yeux, a l'immense avantage de donner à la paroi abdominale une fois reconstituée, une solidité plus grande que par les autres méthodes.

Après avoir fait l'historique, nous étudierons les différents manuels opératoires, nous discuterons les avantages de l'incision et nous essaierons d'en donner les indications.

Au moment de quitter la Faculté de médecine de Paris, c'est pour nous un devoir bien agréable de remercier les maîtres qui, pendant le cours de nos études, encouragèrent nos efforts et nous prodiguèrent leurs conseils.

Que M. le professeur Terrier veuille bien agréer l'assurance de notre profonde gratitude; il a été notre premier maître dans l'art chirurgical.

Nous avons été pendant un an l'élève de M. Descroizilles; c'est à lui que nous devons nos connaissances de médecine et de thérapeutique infantiles.

Nous n'oublierons jamais les magistrales leçons de clinique de M. le Dr Rendu.

M. le professeur Pinard nous a initié à la connaissance de l'obstétrique.

M. le Dr Cruet a bien voulu nous admettre dans son service de la Charité et nous enseigner l'art dentaire.

M. les D^{rs} Le Roy des Barres et Feltz nous ont témoigné une grande bienveillance pendant notre séjour à Saint-Denis.

Il est deux de nos maîtres auxquels nous devons une reconnaissance spéciale :

Il nous a été donné d'être l'élève de M. le Dr Hartmann, au moment de son séjour à l'hôpital Bichat. Pendant un où nous avons pu profiter de son précieux enseignement. M. le Dr Hartmann, à la fin de nos études, a bien voulu nous inspirer l'idée de notre thèse, nous conseiller et nous diriger.

Que M. le Dr Iszenard reçoive ici nos plus sincères remerciements. Pendant cette année d'internat à l'hôpital de Saint-Denis, il a été pour nous le maître qui s'est attaché à développer nos connaissances cliniques, et à nous donner l'amour de la carrière médicale. Nous garderons la plus respectueuse affection et la plus grande admiration autant pour l'homme que pour le clinicien.

Nous prions M. le professeur Berger de recevoir l'expression de notre gratitude pour le grand honneur qu'il nous a fait en acceptant la présidence de notre thèse.

CHAPITRE PREMIER

Historique.

De nombreux auteurs se sont occupés du mode de fermeture des parois abdominales après laparotomie ; la plupart, se souciant fort peu de la cicatrice, firent une incision au milieu de la paroi du ventre ; ce n'est que depuis quelques années seulement que des chirurgiens, en Allemagne et en France, cherchèrent à rendre invisibles, autant que faire se pouvait, les marques toujours disgracieuses chez les femmes d'une grave opération.

C'est dans ce but que vers 1850, un chirurgien italien préconisa l'incision cruciale sus-pubienne (1) dans la symphyséotomie ; plus tard, Zweifel en Allemagne, Porak en France, la pratiquèrent dans la même opération.

En 1885, Trendelenburg écrivit un mémoire sur la taille vésicale transversale ; mais c'est Küstner (de Breslau) qui, le premier, ouvrit l'abdomen par une incision transversale au-dessus du pubis, incision qu'il appela *Kreustzschnitt* ou incision cruciale, et qu'il recommanda dans les cas d'affections peu étendues des organes génitaux de la femme. On trouve une relation de 8 cas opérés par Küstner dans le *Centralblatt für Gynäkologie* de 1897.

L'opération de Küstner diffère de celle que l'on pratique

(1) Cité par la *Presse médicale*.

maintenant en ce que l'incision n'était pas immédiatement supra-symphysaire comme la fait M. Hartmann, et aussi en ce que son incision sagittale était aponévrotique et non pas musculaire comme la fait Pfannenstiel.

Frantzen (de Saint-Pétersbourg) exécuta le même procédé dans des cas analogues à ceux de Küstner, en particulier dans l'hystéropexie abdominale.

En 1896, Rapin communique 7 cas au *Congrès international de gynécologie et d'obstétrique* de Genève, et discutant sur la dénomination de *Kreustzschnitt*, il propose d'appeler cette incision cruciale, une incision « *esthétique* », mot indiquant la raison du lieu choisi pour l'incision.

M. Segond, sans s'être inspiré de ces chirurgiens, pratiquait une opération presque identique dont les résultats étaient aussi très satisfaisants. M. Dartigues, interne des hôpitaux, au mois d'octobre 1899, dans un numéro de la *Presse médicale*, décrit le procédé de M. Segond. Il dit dans quel but ce chirurgien a fait l'incision cruciale, recherchant la beauté de la cicatrice et ne voyant pas là un moyen de parer aux éventrations consécutives.

En cette année 1900, deux chirurgiens, l'un allemand, l'autre français, ont cherché à montrer le double avantage que l'on pouvait tirer de cette incision. Pfannenstiel a rédigé un mémoire où il parle de 51 cas dans lesquels il a obtenu à la fois la beauté et la solidité de la cicatrice.

M. Hartmann, dominé par le même souci, a pratiqué cette incision 5 fois avec un résultat toujours égal ; il en a rédigé lui-même les observations qu'il nous a communiquées, et qui seront le motif de notre thèse inaugurale.

CHAPITRE II

Anatomie.

Dans la région sus-pubienne, au point de vue de l'incision, deux points sont principalement importants à considérer :

1° Les muscles droits et les pyramidaux qui les accompagnent, n'ont en avant d'eux qu'une seule plaque tendineuse formée par deux couches aponévrotiques, à savoir celle du grand oblique et celle qui résulte de la réunion du petit oblique et du transverse de l'abdomen.

En arrière des droits, il n'y a pas d'aponévrose, mais seulement le fascia transversalis très mince et aussi peu important pour la consolidation de l'abdomen que le péritoine lui-même.

2° La ligne blanche proprement dite, c'est-à-dire le tissu conjonctif tendineux qui sépare les deux gaines des droits et qui est formée par l'entrelacement sur la ligne médiane de ces gaines. La ligne blanche offre une certaine résistance au-dessus de la ligne semi-circulaire de Douglas ; au-dessous, elle a une largeur de 2 à 3 millim. et forme entre les muscles droits une faible lisière. La ligne blanche, au sens le plus étroit du mot, perd dans cette région la signification qu'elle mérite plus haut pour la solidité des deux moitiés de la paroi abdominale sur la ligne médiane. La solidité de la paroi réside uniquement dans les plaques aponévrotiques situées en avant des muscles droits abdominaux.

Les artères de la région proviennent de l'iliaque externe et de la fémorale ; l'épigastrique est située en arrière des droits ; la sous-cutanée abdominale est le plus souvent en dehors de l'incision et rarement ouverte. La honteuse externe supérieure envoie un rameau qui entoure l'orifice externe du canal inguinal.

Les veines superficielles sont nombreuses ; elles deviennent très apparentes quand elles ont subi une dilatation considérable par suite d'un obstacle à la circulation de la veine cave inférieure.

CHAPITRE III

Différents manuels opératoires.

Croyant qu'il n'est pas inutile d'insister sur la possibilité d'atténuer la difformité produite par une cicatrice en choisissant un procédé d'incision cutanée qui laisse des traces moins apparentes que l'incision ordinaire, Rapin incise non plus sur la ligne blanche, mais en travers de la ligne blanche, à 3 ou 4 centim. de la symphyse, à la limite supérieure du pubis ; c'était l'incision que Küstner avait recommandée sous le nom de « Kreustzchnitt ». Voici le manuel opératoire de ces deux auteurs :

Ils font une incision transversale, concave en haut, de 6 à 10 centim., intéressant la peau et le tissu adipeux jusqu'à l'aponévrose ; puis ils dissèquent l'aponévrose sur la ligne blanche et fixent le lambeau cutané supérieu avec une suture provisoire un peu au-dessous de l'ombilic ; ensuite, ils pratiquent sur la ligne médiane une incision verticale de 4 à 8 centim. suivant les besoins, à travers l'aponévrose, les muscles droits et le péritoine. « Cette incision, dit Rapin, permet d'examiner d'un coup d'œil les organes du bassin ; elle est surtout utile dans le cas où l'on doit dilacérer des adhérences annexielles. » La fermeture de la plaie est faite à 3 plans, de façon à remettre en place les tissus ; il importe d'affronter exactement et minutieusement la peau si l'on veut avoir une cicatrice peu visible; les fils doivent être enlevés de bonne heure au troisième jour, avant même, pour éviter qu'ils laissent des traces longtemps visibles sur la peau.

Küstner a 8 cas à son actif, Rapin en a 7.

M. Segond se conforme à un manuel opératoire qui diffère peu du précédent : il fait une incision au niveau de l'hypogastre, basse, sus-pubienne de 8 centim. de longueur en moyenne; cette incision est conduite « transversalement », suivant une ligne horizontale et parallèle aux bords supérieurs des poils du pubis, à un centimètre environ au-dessous de la base du triangle pileux. Dans un deuxième temps de l'opération, on fait le décollement de la peau et du coussinet adipeux sous-jacent, on place alors sur le milieu de chaque lèvre horizontale de la plaie cutanée un écarteur de Farabeuf, et un aide tire sur eux en sens contraire, c'est-à-dire que l'écarteur inférieur est tiré vers la vulve, le supérieur vers l'ombilic; la plaie transversale devient alors un losange d'abord horizontal, puis un losange vertical, un rectangle enfin à mesure que les écarteurs effectuent leur traction qui finit par se limiter de telle sorte, que les commissures de la plaie qui étaient d'abord latérales deviennent supérieure et inférieure.

Les écarteurs ont cet avantage sur les points de suture provisoires et les érignes employés par Küstner, Rapin, Frantzen, qu'ils sont plus commodes et surtout donnent plus de jour.

L'incision des gaines musculo-aponévrotiques des droits et du tissu cellulaire sous-péritonéal se fait comme à l'ordinaire sur la ligne blanche, ou mieux « à droite ou à gauche », en pénétrant dans les gaines, en écartant les muscles latéralement et en les dénudant, précaution qui servira, au moment de la fermeture, pour obtenir leur accolement, en pénétrant plus profondément sous le feuillet postérieur de la gaine d'un droit.

Enfin on incise le péritoine et on arrive sur les organes malades ; les écarteurs, toujours maintenus par l'aide, permettent de glisser des compresses pour protéger les parois et le péritoine, contre des organes malades et septiques extraits de la cavité abdominale. Pour fermer le ventre, M. Segond indifféremment réunit à la fois par un surjet de catgut assez fort le péritoine, les muscles droits et leurs gaines ou bien suture en 2 étages, à la façon de M. Pozzi, d'abord le péritoine avec un surjet fin, puis les muscles et l'aponévrose avec un surjet solide.

Retirant les écarteurs, il reste à suturer la peau. Les lambeaux cutanés reviennent l'un vers l'autre, sans s'atteindre complètement; il faut alors saisir le fascia en même temps que la peau, afin d'éviter la production d'espaces nuisibles.

Pfannenstiel, reprochant au procédé de Küstner la possibilité de l'éventration, modifie comme il suit son manuel opératoire.

D'une façon générale, dans un premier temps il incise la peau et les couches aponévrotiques, et alors seulement, après avoir séparé les aponévroses vers l'ombilic, il divise dans le plan sagittal la « musculature », c'est-à-dire les muscles, et le péritoine.

La technique de l'incision est la suivante : à la limite supérieure du pénil, c'est-à-dire dans le sillon que forme la peau de l'abdomen chez les personnes corpulentes au-dessus de la région pubienne, on trace une incision légèrement courbe. Cette incision comprend la peau et le tissu graisseux sous-cutané et doit être de 8 à 12 centim., suivant les cas ; l'incision s'étend donc d'une artère épigastrique à l'autre, rarement plus loin en dehors. Après avoir fait l'hémostase en posant des pinces que l'on enlèvera dans la suite sans qu'il soit nécessaire de faire de ligatures, on pratique dans la même direction une deuxième incision, sur les aponévroses cette fois, longue de 6 à 10 centim., c'est-à-dire de chaque côté jusqu'à la partie musculaire des muscles obliques ; cette incision intéresse à la fois le fascia superficialis très mince et inconstant et les deux couches aponévrotiques.

Lorsque, pour une raison quelconque, on peut juger nécessaire d'inciser plus largement, on empiète un peu sur les muscles; il n'y a pas de crainte à avoir, puisque la direction des fibres musculaires coïncide avec celle de l'incision. La section des aponévroses saigne très peu. On sépare ensuite les aponévroses de la couche sous-jacente et les muscles pyramidaux sont mis à nu.

Ces muscles sont de volume très variable ; souvent même ils sont très développés chez des personnes malingres ; d'autres fois, ainsi que les anatomistes l'ont rapporté, les muscles pyramidaux n'existent pas. Pfannenstiel dit que dans un cas, un seul de ces muscles était bien développé ; dans deux autres cas, les deux muscles pyramidaux manquaient complètement. La séparation des lames aponévrotiques se fait habituellement avec beaucoup de facilité ; rarement on a recours au bistouri ; au contraire, la lame tendineuse de la ligne blanche ne peut être séparée que par des sections faites au bistouri. Les muscles pyramidaux, dont on coupe l'insertion supérieure, perdent par cela même leur point d'appui et tombent fréquemment contre la symphyse.

C'est alors seulement que les aponévroses bien écartées en haut, on pratique l'incision sagittale, c'est-à-dire que les deux muscles droits sont séparés l'un de l'autre jusqu'au fascia transversalis en s'aidant du doigt et du bistouri. On incise ensuite le fascia transversalis, le tissu graisseux sous-péritonéal, et le péritoine est saisi entre deux pinces.

L'incision musculo-péritonéale doit naturellement, dans cette méthode, être prolongée aussi loin que possible en haut et en bas pour donner du jour; on peut aller jusqu'à la symphyse sans inconvénient.

On confirme ainsi l'opinion d'Abel, qui considère comme erronée cette phrase classique : « L'ouverture de la cavité pré-vésicale remplie de tissu conjonctif favorise l'éventration. » Ce n'est pas là la cause de la grande fréquence des éventrations à la partie inférieure de la cicatrice. L'incision de la couche musculo-péritonéale ne saigne pas, à moins que le muscle ne soit intéressé.

Reste à suturer la paroi abdominale. Cette suture est en rapport avec le genre de l'incision : elle consiste à faire au moins trois ou mieux quatre plans de suture. Le péritoine est suturé en surjet, ensuite les muscles sont réunis par une suture également en surjet; on ferme complètement la plaie en suturant la peau et les aponévroses et en ayant soin d'intéresser la couche sous-jacente, c'est-à-dire les muscles droits, afin d'éviter la formation d'une poche. Ces points de suture superficiels ne sont pas noués immédiatement;

on fait auparavant la suture des aponévroses par un surjet dont les bords sont très exactement et très soigneusement adhérents de gauche à droite ; si des lambeaux d'aponévrose bâillent encore, on fait quelques points supplémentaires, puis on lie les fils précédemment posés qui forment alors le quatrième plan. Le pansement est le même que dans la laparotomie, il est maintenu au moyen d'un large bandage.

Nous allons décrire enfin le procédé de cœliotomie par incision cruciale, de M. Hartmann.

La malade est placée dans la position élevée du bassin. L'incision cutanée, convexe en bas, commence à gauche au niveau de l'orifice externe du canal inguinal et se continue jusqu'à l'orifice du canal inguinal du côté droit, affleurant le pubis au niveau de sa partie moyenne. Incision de la peau, du tissu cellulo-graisseux sous-cutané, du feuillet antérieur de la gaine du muscle droit.

Dès que les fibres musculaires sont à découvert, on relève l'aponévrose qui les recouvre, saisissant cette aponévrose avec une pince et la disséquant rapidement par quelques coups de bistouri. Les vaisseaux sectionnés sont pris avec des pinces à pression. La dissection se fait du reste sans section vasculaire. Le lambeau relevé est saisi à son extrémité entre les dents d'une pince de Museux fine et fortement tiré en haut vers l'ombilic, mettant ainsi à nu les deux muscles droits, depuis le pubis jusqu'à 3 centim. de l'ombilic. Ces deux muscles droits ainsi que les pyramidaux sont alors séparés verticalement ; les couches sous-péritonéales et le péritoine sont coupés à la partie supérieure de l'incision de manière à être sûr de ne pas intéresser la vessie, puis l'incision est agrandie de haut en bas jusqu'au

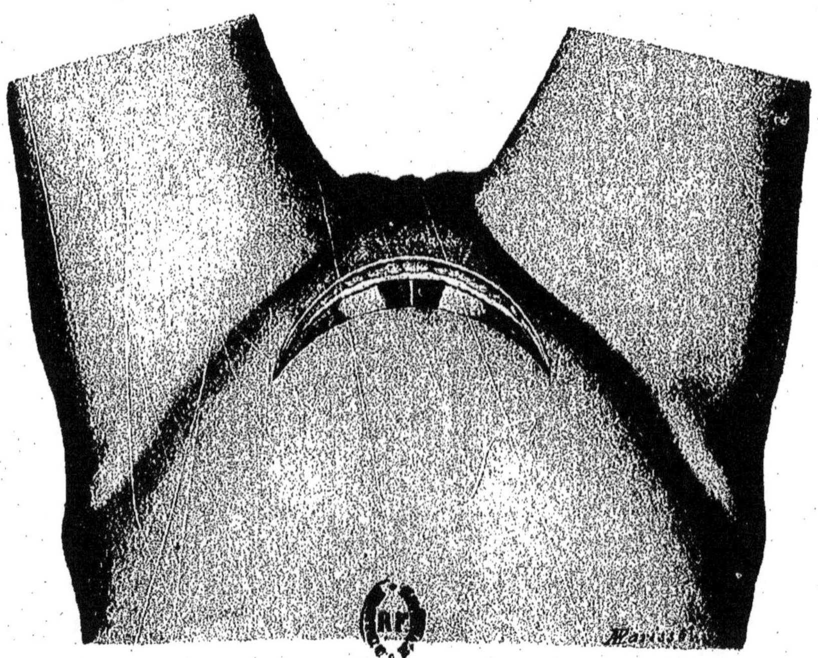

PREMIER TEMPS DE L'INCISION

La peau, le tissu cellulaire, l'aponévrose se sont rétractés, l'aponévrose moins que les autres tissus. Dans un plan plus profond l'on peut apercevoir les pyramidaux séparés par la ligne blanche, en dehors d'eux les fibres nacrées des tendons des droits.

G. Steinheil, Editeur.

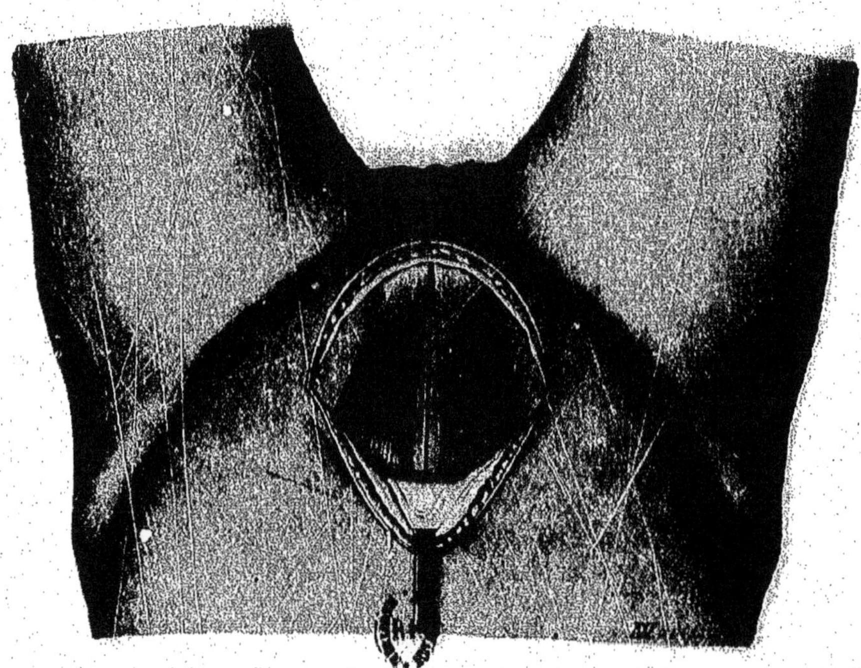

DEUXIÈME TEMPS DE L'INCISION

Le lambeau formé par les plans superficiels est disséqué et relevé vers l'ombilic à l'aide d'une pince de Museux. La ligne blanche sectionnée permettra l'écartement des muscles droits.

G. Steinheil, Editeur.

voisinage du pubis, comme dans une cœliotomie ordinaire.

On place dans l'angle supérieur de la plaie une grande valve vaginale qui, en même temps qu'elle écarte les lèvres de l'incision, maintient l'intestin refoulé et éclaire les organes du petit bassin.

Pour terminer l'opération, M. Hartmann fait la suture verticale du péritoine par un surjet au catgut, fait à l'aide d'une aiguille d'Hagedorn maniée à la main.

Suture verticale des droits et des pyramidaux par un deuxième surjet au catgut.

Suture transversale de l'incision de la gaine antérieure des droits par un troisième surjet au catgut.

Réunion de l'incision cutanée transversale par des points séparés, au crin.

Le pansement est ensuite fait à la gaze stérilisée.

CHAPITRE IV

Indications et contre-indications.

L'incision cruciale donnant accès dans la cavité abdominale, et dont le résultat d'occlusion est une suture horizontale cachée sous les poils, n'est pas applicable à tous les cas de laparotomie. Elle ne peut être utilisée pour les vastes incisions : l'ablation d'un gros fibrome, d'un énorme kyste, surtout multiloculaire, d'une très volumineuse annexite, à cause du danger qu'il y aurait à la faire éclater. M. Hartmann considère comme une contre-indication formelle la suppuration étendue du petit bassin, les cas dans lesquels on prévoit un grand drainage à faire.

Cette incision cruciale permet cependant d'exécuter des manœuvres assez complexes. Ces jours-ci, nous avons assisté à une opération du Dr Hartmann où, par son incision cruciale, il a enlevé les annexes droites, l'appendice enflammé et pratiqué une opération plastique sur la trompe gauche oblitérée.

L'incision transversale, pour M. Segond, ne peut être utilisée que dans les cas qui veulent une section abdominale réduite, par exemple pour une annexite dûment constatée unilatérale, un gros ovaire scléro-kystique, un petit kyste ovarique dont la ponction réduit la capacité, un hydrosalpinx, et même un pyo-salpinx comme M. Pozzi en enlève quelquefois en diminuant leur volume avec le vide préalablement fait à l'aide de l'appareil de Potain, pour une péritonite tuberculeuse à forme ascitique chez une jeune fille par exemple où il y a intérêt à ne pas laisser de cicatrice apparente.

D'ailleurs, dit Pfannenstiel, au moyen de l'incision suprasymphysaire transversale des aponévroses, je suis persuadé qu'un très grand nombre d'opérations graves peuvent être effectuées. Parmi les 51 cas opérés, les 3/4 environ étaient des cas de maladies inflammatoires génitales et paragénitales, quelques-unes graves par les douleurs qu'elles occasionnaient depuis de nombreuses années, ayant résisté à un traitement hydrothérapique longtemps prolongé, 9 autres cas de maladies inflammatoires plus bénignes, dont 6 rétroflexions et 3 simples pelvi-péritonites ; 6 fois l'opération eut pour objet la rétroflexion d'un utérus mobile, 6 fois la grossesse tubaire, une fois un myôme utérin avec papillome ovarien bilatéral et une fois une tumeur ovarique d'une tête d'homme ; enfin, dans un cas, l'incision fut faite dans un but de diagnostic, pour rechercher la cause d'une douleur vive dans la région ovarienne.

Ce sont donc les opérations annexielles qui dominent dans la statistique de Pfannenstiel ; c'est-à-dire en partie des salpingo-oophorectomies, en partie de simples salpingectomies, avec conservation de l'ovaire, aussi souvent que celui-ci ne parut pas en cause dans les troubles observés. Dans beaucoup de cas, l'acte opératoire peut se limiter à cet organe par la résection des parties atteintes. Dans l'extirpation des trompes malades, la portion interstitielle de celles-ci fut enlevée par une excision en forme de coin jusque dans la cavité utérine. Trois fois l'augmentation de volume de l'utérus chroniquement enflammé, rendit l'amputation supra-vaginale nécessaire.

La fixation de l'utérus ou de ses ligaments fut souvent pratiquée, soit comme opération unique, ou plus fréquemment après extirpation des annexes.

Pour la grossesse extra-utérine, 6 cas récents ont été opérés par Pfannenstiel, par résection de la trompe correspondante et extraction de l'hématocèle. Dans un de ces cas compliqué d'utérus myomateux on dut faire l'amputation supra-vaginale de cet utérus.

L'extirpation supra-vaginale de l'utérus avec les annexes fut encore pratiquée dans 5 autres cas, pour des myômes de l'utérus avec tumeurs papillaires de l'ovaire au début. Dans ces 5 cas, l'amputation ne fut pas envisagée primitivement, mais se montra nécessaire, seulement après l'ouverture de la cavité abdominale.

Dans un cas de cystocèle sans prolapsus utérin, Rapin fit une cysto-urétropexie abdominale en employant cette incision transverse.

Toutes les opérations de M. Hartmann ont été faites chez des femmes atteintes de rétroflexion utérine et d'annexite.

Nous ne saurions trop rappeler ici que ce chirurgien a pu à l'aide de son incision enlever un appendice enflammé et pratiquer en même temps une salpingostomie sur la trompe gauche malade.

A côté de ces interventions gynécologiques, on peut employer aussi l'incision cruciale pour la taille hypogastrique et l'exploration de la vessie chez l'homme et la femme comme l'a fait Trendelenburg.

CHAPITRE V

Avantages et inconvénients de l'incision cruciale.

Le but primitif cherché par les opérateurs était un point de coquetterie, ils voulaient faire une cicatrice invisible, le but était atteint. Rapin, de Lausanne, dans sa communication au congrès de Genève de 1896 rapporte le cas d'une de ses malades qui lui écrivait : « Mon médecin vous prie de lui donner une petite description du genre d'opération que j'ai subie ; il est ravi de mon opération, il prétend n'avoir encore jamais vu une aussi belle cicatrice. » Une autre malade de Rapin, opérée depuis sept mois, racontait aussi avec orgueil qu'un chirurgien expérimenté n'avait pas aperçu la cicatrice et contestait qu'elle eût été opérée, jusqu'au moment où la malade lui montra le lieu précis où était la cicatrice. Küstner dit avoir revu quelques-unes de ses malades longtemps après l'opération et avoir constaté un résultat absolument parfait.

M. Segond, dans un premier cas, opéré le 19 mai 1899, obtint une réunion par première intention, et la cicatrice, peu considérable d'ailleurs, était tout à fait déguisée par les poils du pubis.

Dans un deuxième cas, opéré le 17 juin 1899, la cicatrice restera inaperçue.

Ces chirurgiens n'ont pas eu d'autre but que d'obtenir

une cicatrice aussi cachée que possible ; c'est à Pfannenstiel et à notre maître, M. Hartmann, que nous devons d'avoir montré que l'on obtenait ainsi une cicatrice à la fois belle et *solide*.

S'il est vrai que, grâce aux méthodes de suture plus soigneuses, les éventrations consécutives à la laparotomie deviennent de plus en plus rares, il ne faut pas nier non plus la possibilité de ces éventrations et il suffit de suivre les opérées, comme cela a été fait par Winter et Abel, pour s'en persuader. Tout procédé doit donc tendre à éviter ces éventrations.

Or, dans l'incision longitudinale traditionnelle, les sections aponévrotiques peuvent facilement amener une séparation des muscles droits. En effet, ces aponévroses sont fusionnées avec les droits et, comme elles, obéissent aux tractions transversales des muscles abdominaux, elles tirent en même temps sur ces droits et les écartent l'un de l'autre, créant ainsi un locus minoris resistentiæ à la pression intra-abdominale.

Il n'en est plus de même dans l'incision transversale. Ici aussi, naturellement, les muscles et les fascias se soudent ensemble ; mais, puisque les aponévroses ne sont plus sectionnées dans le même sens que les muscles, elles deviennent pour ceux-ci une plaque de soutien ; ainsi la diastase des muscles droits a beaucoup moins de chance de se produire, même avec l'élévation de la pression abdominale, puisque celle-ci ne s'exerce plus sur les droits.

La disposition anatomique est, du reste, très favorable. En effet, au-dessous de la ligne semi-circulaire de Douglas les aponévroses des trois muscles transversaux de l'abdomen sont placées au-devant des droits et forment en avant d'eux une lame nacrée très solide.

On pourrait penser qu'au point où l'incision transversale et l'incision longitudinale se rencontrent, il se produit un espace nuisible. Quand la réunion se fait par première intention et sans drainage, il n'y a pas là de point faible de la cicatrice. Si l'on draine, il est possible qu'une brèche se fasse. Elle ne se produisit pas dans un cas drainé rapporté par Pfannenstiel.

Ainsi donc l'incision cruciale semble jusqu'ici devoir être le procédé de cœliotomie donnant le plus de sécurité pour la solidité de la paroi.

C'est cela qu'ont surtout bien compris Pfannenstiel et Hartmann.

Nous devons, cependant, avouer que Küstner, Rapin, M. Segond avaient obtenu de bons résultats, malgré l'imperfection de leur procédé. Il ne faut pas oublier, en effet, que ces chirurgiens sectionnent l'aponévrose longitudinalement.

Mais à cette méthode on a fait quelques reproches dont le premier est le plus important. L'on a dit que l'incision transversale du plan cutanéo-graisseux est plus hémorrhagique que l'incision verticale de la laparotomie ordinaire : on voit, sur la coupe, des vaisseaux artériels et veineux sus-pubiens qui donnent assez abondamment et qui nécessitent l'emploi de quelques pinces hémostatiques, alors qu'on sait pouvoir s'en passer dans la section verticale.

Cette objection n'a pas la valeur que l'on pourrait lui attacher de prime abord, car la plaie saigne très peu et à la fin de l'opération, lorsqu'on retire les pinces, il n'est même pas nécessaire de poser des ligatures.

Un autre reproche qui peut s'adresser à la cœliotomie à l'aide de l'incision cruciale est le suivant : comme il s'agit d'une incision très basse, il faut faire tout particulièrement attention à la vessie qui se présente au bistouri, même si l'on a eu soin de sonder la malade immédiatement avant l'opération. Dans un des cas de M. Segond, la vessie étant tout près de l'incision, on n'a eu qu'à la refouler en bas vers la cavité de Retzius. Du reste, il suffit d'ouvrir le péritoine à la limite supérieure de l'incision longitudinale pour éviter l'écueil.

Enfin, dernier reproche qui, au premier abord, paraît très grave : l'incision cruciale donne-t-elle un jour suffisant à l'opérateur ?

Pfannenstiel, dans son article n° 268 du *Sammlung klinischer Vorträge*, y répond : Tous les détails de la technique opératoire, comme libération des adhérences, pose des fils dans la profondeur, séparation des annexes, amputation de l'utérus, ou même de la totalité des organes génitaux, réussissent d'une façon satisfaisante. Pas une fois nous ne fûmes dans la nécessité de rendre plus grand le jour par l'adjonction d'une incision longitudinale des aponévroses.

Par l'écartement de la peau et des fascias en haut, par celui des muscles droits dans le sens transversal, prend naissance un orifice arrondi, à peu près en cercle, par lequel une main de moyenne grosseur peut passer commodément. Dans quelques cas seulement, l'ouverture nous parut un peu petite, mais il s'agissait d'opérations dans lesquelles

les adhérences des organes génitaux avec les organes voisins présentaient une solidité particulière. La meilleure preuve que l'incision avait suffi, fut que l'opération réussit sans le secours d'une section longitudinale des aponévroses. Dans un cas encore, l'ouverture fut trop étroite par suite de la contraction tétanique des droits ; une narcose plus profonde fit disparaître cet inconvénient.

En somme, il est à remarquer que, en dehors de ces cas, le champ opératoire par l'incision transversale des aponévroses offre, pour les opérations du bassin, un aussi grand jour que l'incision longitudinale dans la cœliotomie ordinaire.

L'incision conduit, à cause de sa situation basse, directement à la région opératoire. Les muscles abdominaux se laissent commodément écarter latéralement aussi loin que l'incision transversale s'avance sur les fascias, puisqu'ils sont libérés des adhérences avec la couche aponévrotique sus-jacente, tandis que dans l'incision longitudinale traditionnelle, la couche tendineuse, fortement tendue, rer difficile l'écartement latéral.

Grâce au relâchement des muscles, l'incision transversale supra-symphysaire donne une grande facilité pour les actes opératoires sur les parties latérales du bassin.

La possibilité d'écarter les parois abdominales immédiatement au-dessus de la symphyse, a pour elle le gros avantage de permettre de maintenir la masse intestinale au-dessus de la région opératoire, exactement comme dans la position de suspension. L'intestin courant ainsi moins de risques d'être contaminé, le cours de la guérison est d'autant mieux assuré, comme cela a été bien mis en évidence, avec raison, par Werth, dans une communication sur l'iléus après les laparotomies. Par l'incision de la ligne blanche, les anses intestinales se tassent sans cesse, même avec la position de suspension, sur le champ opératoire, et courent ainsi le risque d'être salies par du sang, du pus, des portions de tumeur et avant tout d'être touchées par les mains de l'opérateur. C'est donc là l'avantage de la méthode, que d'atteindre la région opératoire directement au-dessus de la symphyse, et que de voir l'opération s'effectuer presque complètement au-dessus du niveau de la masse intestinale.

Pour clore ce chapitre, le mieux, nous semble-t-il, est de donner les résultats qu'ont obtenus Pfannenstiel et M. Hartmann.

Des 51 cas opérés d'après la méthode, Pfannenstiel n'a pas eu de mort.

Dans sa statistique l'on trouve 6 fois la suppuration de la paroi, 2 fois bénigne et 4 fois grave; le chirurgien allemand ajoute que cela ne dépend pas du genre d'incision, mais surtout d'une hémostase insuffisante.

Arrivons maintenant au point le plus important, à savoir la question qui traite des hernies après l'incision transversale. Pfannenstiel n'a pas encore observé d'éventration et il assure qu'il revoit ses malades régulièrement, par intervalles.

« On m'objectera, dit-il, que la durée de l'observation est encore beaucoup trop courte : je le concède; mais je dois ajouter que je n'ai pas une seule fois trouvé dans l'étendue de la cicatrice une dépression des fascias, ni même une voussure anormale de la région de l'incision, même dans les efforts et la toux. « Or, dit Abel, longtemps avant que les « patientes ne s'aperçoivent de l'éventration, le médecin peut « reconnaître le point de la cicatrice où se développera une « hernie plus ou moins grosse. » En effet, deux ou trois mois après l'opération, l'on peut sentir les points faibles de cette cicatrice et prévoir l'éventration. Pfannenstiel n'a pas encore trouvé de cicatrice défectueuse, et cela est d'autant plus remarquable qu'il a eu 6 cas de suppuration pariétale, et un cas de drainage abdominal.

Le cas drainé a été observé pendant un an et demi ; les cas suppurés, environ le même temps.

M. Hartmann se déclare très satisfait des résultats obtenus. Les cinq malades qu'il a opérées ont toutes parfaitement guéri. Elles viennent se faire examiner régulièrement ; la solidité de leur cicatrice est irréprochable ; pas de point faible, pas de dépression et, chose *importante* à remarquer, jamais elles n'ont porté de *ceinture* abdominale.

OBSERVATIONS

OBSERVATION (*inédite*). — Service de M. le Dr HARTMANN.

Incision cruciale le 9 juillet 1900. Ablation des annexes droites, raccourcissement intra-abdominal du ligament rond.

La nommée G..., femme M..., âgée de 36 ans, blanchisseuse, entre à l'hôpital d'Ivry le 3 juillet 1900 parce qu'elle souffre du ventre.

Malade bien réglée, début de la menstruation à 18 ans, pertes blanches à ce moment. Il y a douze ans la malade prend un bain froid au moment de ses règles, les règles s'arrêtent et apparaissent des douleurs de ventre avec prédominance à gauche, douleurs assez fortes pour faire entrer la malade à l'hôpital de Nantes où elle reste un mois. Elle est guérie par le repos et les vésicatoires ; depuis, règles normales.

Première grossesse en 1891 : octobre, accouchement à terme. Le travail dure trois heures : accouchement d'une fille pesant environ 9 livres. Délivrance une heure après ; la malade dit avoir été fortement déchirée ; cependant elle se lève huit jours après. Allaitement jusqu'au quinzième mois.

Les règles reviennent au dixième mois, la durée de la perte est de huit jours avec caillots. A ce moment débutent des douleurs dans le milieu du ventre ; les règles sont normales, mais la malade perd en vert. Deuxième perte en rouge trois à quatre mois après. Durée, huit jours avec caillots.

Au mois de janvier dernier, la malade se croit de nouveau enceinte (vomissements, nausées et, à l'époque ordinaire de ses règles elle fait une perte qui a duré vingt et un jours ; groscaillots). Depuis ce temps les règles sont normales ; mais la malade perd toujours en blanc ; ses douleurs dans le ventre ne cessant pas, elle vient consulter. Les mictions sont fréquentes, les selles pénibles et rares ; elle a beaucoup maigri depuis six mois.

Examen fait par M. Hartmann le 6 juillet 1900.

Col déchiré bilatéralement, à orifice ouvert, admettant l'extrémité du doigt et regardant dans l'axe du vagin. Le corps est en rétroflexion complète et fait saillie dans le cul de-sac postérieur immédiatement en arrière du col.

Par une pression progressive on arrive à réduire la flexion ; cependant, la mobilité ne semble pas parfaite.

A droite, les annexes forment dans l'excavation une tuméfaction un peu sensible, à peine mobile ; à gauche, les annexes sont un peu plus en avant, un peu augmentées et fixes. Écoulement glaireux du col.

juillet 1900. *Cœliotomie par M. Hartmann.* — Incision cruciale de la paroi abdominale. Le corps utérin gros et grisâtre est en rétroflexion adhérente. Il est libéré et relevé. Les annexes gauches assez haut placées sont adhérentes à la face postérieure du ligament large. Après les avoir facilement libérées on constate que le pavillon est perméable, la trompe d'apparence à peu près normale. On les conserve. Les annexes droites, au contraire, sont absolument fusionnées avec la face postérieure du ligament large correspondant et leur libération est assez pénible. On les enlève, liant d'une part l'artère utéro-ovarienne, d'autre part l'utérine sous l'insertion de la trompe. Un surjet à la soie fine reconstitue le ligament large.

Les ligaments ronds sont alors raccourcis par le faufilage d'une soie dans leur épaisseur. Bien que très raccourcis, ils n'empêchent pas la bascule de l'utérus en arrière, leur insertion utérine étant trop postérieure par rapport à la saillie globuleuse antérieure de ce fond. Un nouveau point à la soie fixe alors de chaque côté la partie la plus interne du ligament rond à la face antérieure de l'utérus, reportant ainsi en avant l'insertion de ces ligaments. A partir de ce moment l'utérus est bien redressé et en bonne position.

Réunion de la paroi abdominale par une série de surjets au catgut (péritoine, muscles droits, aponévrose antérieure). Réunion de la peau par des crins séparés.

Guérison.

Observation II (*inédite*). — Service de M. le Dr Hartmann.

Incision cruciale faite le 15 août 1900 ; ablation des annexes droites, raccourcissement intra-abdominal des ligaments ronds.

La nommée M..., femme C..., âgée de 25 ans, couturière, entre à l'hôpital le 10 juillet parce qu'elle perd depuis le 26 juillet.

Cette femme a toujours été bien réglée ; elle a eu trois enfants, le dernier il y a deux ans, le premier à dix-sept ans ; grossesses et accouchements normaux.

Au mois de juillet ses règles commencent le 26, à leur époque normale ; elles se prolongent sans être plus fortes, sans qu'il y ait de caillots : ceux-ci ne commencent à paraître que vers le 8 juillet. Elle va consulter un médecin à cette date ; il ordonne des gouttes d'ergotine, 40 gouttes par jour. Entre à l'hôpital, le 12 ; la métrorrhagie atteint son maximum, injections chaudes, et tout cesse le 13 juillet.

Jamais malade, mais peu solide depuis qu'elle a ses enfants ; n'a jamais arrêté son travail ; pas de douleurs abdominales.

La malade sort sur sa demande, mais elle rentre le 23 parce qu'elle perd abondamment, pertes avec caillots, ses règles devaient avoir lieu le 26.

Le 26, pertes toujours très abondantes, mais il n'y a plus de caillots ; le 28, les pertes sont un peu moins abondantes, au toucher le col mou, entr'ouvert, un peu effacé regarde à gauche.

A droite, séparée par un sillon, l'on sent une masse arrondie, un peu douloureuse, on ne sent pas le fond de l'utérus. Le 29, les pertes augmentent dans la journée.

Examen pratiqué le 11 août par M. Hartmann. Col gros, mou, la lèvre antérieure est plus épaisse que la postérieure, l'orifice regarde dans l'axe du vagin, il admet facilement l'extrémité du doigt; le corps en antéflexion normale est un peu augmenté de volume, le tout est mobile dans les différents sens.

Les annexes gauches forment une tuméfaction difficile à percevoir à cause de la tension de la paroi abdominale, masse qui semble située dans l'excavation, à gauche et en arrière du col produisant quand on les presse une douleur rapportée par la malade à l'anus, masse semblant fixe.

Les droites forment à droite du col une tumeur dure, arrondie, du volume d'une grosse noix, mobile, peu douloureuse. Pas de ptose rénale.

15 août 1900. Cœliotomie par M. Hartmann, incision cruciale de la paroi abdominale.

Position élevée du bassin. A l'ouverture de l'abdomen on trouve une certaine quantité de liquide citrin dans l'excavation. L'utérus, en rétroflexion, se laisse facilement amener dans la plaie. Il est recouvert d'exsudats adhérents. On place dans l'angle supérieur de la plaie une grande valve vaginale qui, en même temps qu'elle écarte les lèvres de l'incision, maintient l'intestin refoulé et éclaire la face postérieure de l'utérus et les annexes. Celles-ci sont successivement examinées ; les pavillons des deux trompes sont perméables ; comme les annexes droites sont couvertes d'exsudats, que la trompe moniliforme semble assez malade, on fait l'ablation de ce côté, mais on conserve les annexes gauches. L'utérus redressé est alors maintenu en bonne position par un raccourcissement intra-péritonéal des deux ligaments ronds.

Suture verticale du péritoine par un surjet au catgut fait à l'aide d'une aiguille d'Hagedorn, maniée à la main.

Suture verticale des droits et des pyramidaux par un deuxième surjet au catgut.

Suture transversale de l'incision de la gaine antérieure des droits par un troisième surjet au catgut.

Réunion de l'incision cutanée transversale par des points séparés au crin.

Pansement à la gaze stérilisée.

Examen des annexes enlevées. — L'ovaire contient de petits kystes et est recouvert d'exsudats ; la trompe, dont le pavillon est perméable, est, sauf au voisinage même de ce pavillon, repliée sur elle-même, formant une série de sinuosités très serrées, maintenues par un péritoine en quelque sorte trop court pour sa longueur. Il est à peu près impossible de l'ouvrir, sa lumière se trouvant en quelque sorte oblitérée de demi-centimètre en demi-centimètre par les coudures brusques que forme le conduit.

Suites opératoires. — Rien de particulier à noter, la guérison se fait sans aucun incident.

Observation III (*inédite*).

Cœliotomie, par M. Hartmann, 1er octobre 1900. Rétrodéviation. Raccourcissement intra-abdominal des ligaments ronds.

Mad. G..., journalière, 32 ans, entre à l'hôpital, salle Cruveilhier, le 8 septembre 1900, parce qu'elle a perdu en rouge et parce que actuellement elle perd en blanc et souffre du ventre.

Réglée à 12 ans, régulièrement tous les trente jours, pendant trois ou quatre jours.

3 grossesses terminées par 3 accouchements à terme :

Le premier, il y a sept ans ;

Le deuxième, il y a cinq ans et demi ;

Le troisième, il y a trois ans ;

Pas de fausses couches.

En juillet 1899, retard de huit jours puis grande douleur du milieu du bas-ventre, et la malade perd en rouge pendant trente jours sans arrêt, sang rouge, plus rouge que le sang des règles ; pas de caillots.

Le sang était assez abondant pour tacher une serviette en deux jours.

Les douleurs avaient disparu dès le début des pertes en rouge.

Pendant ces trente jours, la malade continue sa vie habituelle.

En septembre, les règles avancent de huit jours et durent douze jours. Sang noir avec caillots; la malade est obligée de garder le lit. Coliques utérines au moment de l'expulsion des caillots.

Depuis cette époque les règles, tout en venant régulièrement comme époque, duraient de huit à quinze jours avec douleurs, caillots et écoulement sanguin très abondant.

Dans l'intervalle des règles, pertes blanches épaisses empesant le linge. Peu de pertes en vert ou en jaune.

En mars 1900, la malade reste cinq semaines à Broca, dans le service de M. Pozzi; elle est traitée à l'aide de tampons iodoformés. Elle sort pour rentrer cinq jours plus tard, et reste dans le service pendant les mois d'avril, mai, juin. Laminaires et mèches. Elle sort complètement guérie, c'est-à-dire que les règles venaient régulièrement pendant trois ou quatre jours sans douleurs et sans caillots.

Les pertes en blanc avaient complètement cessé.

Le 20 août, les règles durent sept jours avec beaucoup de sang et beaucoup de caillots. Douleurs dans le bas-ventre les deux premiers jours.

Elle va à la consultation de M. Pozzi où l'interne lui conseille une intervention.

La malade entre dans le service de M. Hartmann, le 8 septembre 1900.

Ici la malade a eu ses règles. Début le 16, fin le 22.

Le sang est très rouge; quelques petits caillots.

Pas de douleurs.

Mictions normales. Constipation habituelle, actuellement diarrhée.

Examen le 12 septembre : M. Hartmann.

Le col gros, déchiré surtout à gauche, regardant en avant et admettant l'extrémité du doigt.

Corps en rétroversion, le tout est réductible.

Il est impossible de déterminer la situation des annexes.

Incision cruciale, le 17 octobre 1900.

Les annexes ne présentent pas d'adhérences. L'utérus à corps énorme, vasculaire, friable, saignant mais sans adhérences, est rétroversé et rétrofléchi.

A l'aide d'une soie l'on faufile le ligament rond à droite et à gauche ; l'utérus est redressé.

Avec l'aiguille d'Hagedorn, l'on suture par un surjet au catgut le péritoine, les muscles droits, l'aponévrose ; la peau est suturée avec des crins.

Guérison.

Observation IV *(inédite)*.

Ablation des annexes gauches. — Libération des annexes droites. Hystéropexie.

Mlle X..., 26 ans.

Réglée à 14 ans, bien et sans douleur.

En septembre 1891 fait une fausse couche de cinq mois, elle reste huit à neuf jours alitée ; cependant on lui dit qu'elle a une rétroflexion dès ce moment. C'est un mois et demi plus tard qu'elle a une blennorrhagie, écoulement abondant, douleurs en urinant.

Métrite en mai 1893.

En juillet, ne peut plus marcher. Règles sont irrégulières, pertes et douleurs ; elle s'alite. Pas de vomissements, elle reste un mois au lit.

Depuis cette époque elle a été fréquemment malade, a pu marcher de moins en moins, sans cependant être obligée de s'aliter de nouveau.

Les règles sont redevenues régulières, sans grande douleur, sauf dans les derniers mois.

Depuis deux ans, elle avait après les règles une semaine bonne, une semaine mauvaise, puis une semaine bonne avant les règles.

Pendant la dernière année, a maigri. Elle mange et digère bien. Ne peut marcher sans être immédiatement fatiguée.

D'une manière générale, c'est presque toujours le côté gauche du bas-ventre qui est douloureux.

Cette douleur s'irradie tantôt en avant, tantôt en arrière, tantôt vers la cuisse correspondante.

La columnisation du vagin fait qu'elle cesse de souffrir quand elle marche.

25 mai 1900. Examen.

Col un peu entr'ouvert regardant en avant. Corps en rétroflexion et version, le fond fait saillir à travers le cul-de-sac postérieur du vagin.

A gauche de lui, dans l'excavation, on sent les annexes qui forment une tumeur mamelonnée dont un point est d'une sensibilité telle que lorsqu'on le touche, la malade saute.

A droite, les annexes sont plus petites, leur sensibilité est normale, elles sont plus haut situées.

Diagnostic : salpingite et rétroflexion.

Cœliotomie le 28 mai 1900.

Incision curviligne sus-pubienne à concavité supérieure. Relèvement du lambeau. L'abdomen est ouvert sur la ligne médiane. Large valve vaginale à la partie supérieure de l'incision.

Le fond de l'utérus est libéré, il en est de même des annexes gauches qui sont enlevées.

Libération des annexes droites qui sont conservées bien que la trompe, manifestement, soit épaissie.

Un point de soie : sur le fond.

— : sur la face postérieure prenant le péritoine et les muscles, suture au catgut du péritoine un surjet au-dessous,

— — un surjet au-dessus.

Catgut séparé sur les muscles sous-cutanés.

Guérison.

N. B.

Observation V (inédite).

Cœliotomie par M. Hartmann, 15 novembre 1900. — Incision cruciale. Ablation des annexes droites, de l'appendice. Salpingostomie à gauche.

Mme X..., 29 ans. Accouchement à terme il y a douze ans. Depuis ce moment a eu de petites pertes rouges, blanches et, de temps à autre, de petites douleurs s'irradiant vers les cuisses.

Il y a huit ans, a été traitée pour une métrite par des cautérisations et le repos sur une chaise longue.

Il y a quatre ans, à la suite d'un avortement provoqué, a eu de la fièvre, des douleurs abdominales, du ballonnement et a été obligée de garder le lit pendant un mois. Les règles, qui autrefois se montraient avec des retards, sont alors venues régulièrement, tantôt indolentes, tantôt douloureuses.

En mars 1900, crises de douleurs péri-ombilicales avec vomissements, nécessitant un alitement de dix jours. Depuis ce moment, aux environs de l'époque menstruelle, soit avant, soit après, elle est prise de crises douloureuses avec vomissements, l'obligeant à s'aliter pour une demi ou une journée.

Le 28 septembre, règles. Le 17 octobre, début d'une crise caractérisée comme les autres par des douleurs péri-ombilicales et des vomissements ; mais cette fois les symptômes, au lieu de cesser au bout de vingt-quatre heures, continuent.

Le 20, survient une perte de sang qui continue pendant quatre jours. En même temps les douleurs persistent, se localisant un peu à droite ; ballonnement. Température, 38°,5.

Examen le 2 novembre : l'utérus est en situation normale ; à droite de lui, se continue vers la fosse iliaque une tuméfaction vague, douloureuse, difficile à apprécier comme limite à cause de la défense de la paroi ; à gauche, tuméfaction plus petite, dure, douloureuse, fixée sur la partie latérale du corps de l'utérus.

Diagnostic: Annexite double, appendicite. Incision cruciale le 15 novembre 1900.

Le ventre ouvert, on trouve dans le bassin une certaine quantité de liquide citrin. Les annexes droites sont augmentées de volume, réunies par des adhérences vélamenteuses aux parties avoisinantes, en particulier à l'appendice qui, rouge, épaissi, adhère en se coudant à la tuméfaction annexielle. Ablation des annexes de ce côté.

Ablation de l'appendice, section circulaire de la musculeuse, ligature de la muqueuse au catgut, enfouissement sous un double surjet à la soie fine.

A gauche, les annexes forment une masse adhérente à la face postérieure du ligament large, elles sont libérées.

Examen de l'appendice. A 1 centim. et demi de sa racine l'appendice présente un rétrécissement au niveau duquel sa paroi est le siège de tissu scléreux grisâtre, la partie terminale est dilatée, remplie d'un liquide muco-purulent.

Aujourd'hui la malade est parfaitement guérie.

CONCLUSIONS

I. — Les indications de l'incision cruciale sont d'un domaine assez restreint. Cette opération convient aux laparotomies de petites dimensions. Par là, nous entendons les laparotomies n'exigeant pas une incision de plus de 10 à 12 centim., chiffres qui, on le voit, indiquent une ouverture suffisante par où une main chirurgicale expérimentée, habile et bien conformée, peut faire passer bien des choses.

II. — L'incision cruciale supra-symphysaire effraie moins les malades que la laparotomie ordinaire.

III. — La cicatrice obtenue est élégante, « esthétique », suivant le mot de Rapin.

IV. — L'incision cruciale supra-symphysaire diminue beaucoup les dangers d'éventration post-opératoire.

BIBLIOGRAPHIE

Zweifel (Paul). — *Vorlesungen über klinische Gynäkologie*. Berlin, 1892.

Porak. — *Traité des accouchements.*

Trendelenburg (Frédéric). — *Verletzungen und chirurgische krankeiten des Gesicht.*, 1886.

La Torre. — Modes de fermeture de l'abdomen dans la laparotomie. *Presse médic.*, 1896, p. 461.

Küstner (de Breslau). — *Centralblatt für Gynäkologie*, 1897, p. 271.

Rapin (de Genève). — *Presse médicale*, 1896, p. 480. *Congrès de Genève.*

Dartigues. — De l'incision cruciale et de la suture transversale sus-pubienne cachée par les poils dans la laparotomie médiane. *Presse médicale*, 4 octobre 1899.

Hartmann. — *Observations inédites.*

Pfannenstiel. — *Sammlung klin. Vorträge*, 1900.

Doléris. — *Congrès de Genève*, 1896.

Testut. — *Traité d'anatomie*, tome II, p. 169.

IMPRIMERIE A.-G. LEMALE, HAVRE

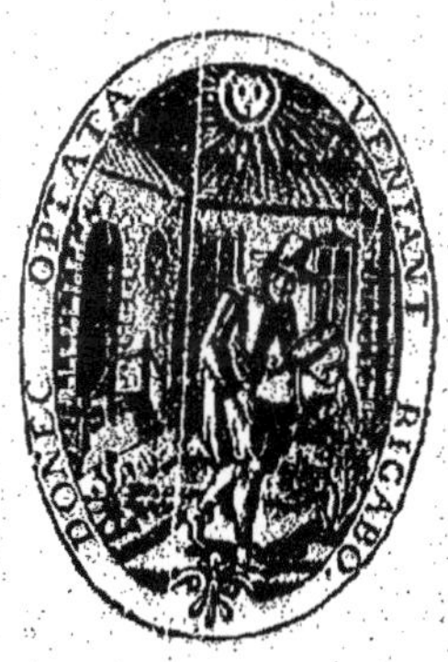

IMPRIMERIE A.-G. LEMALE, HAVRE

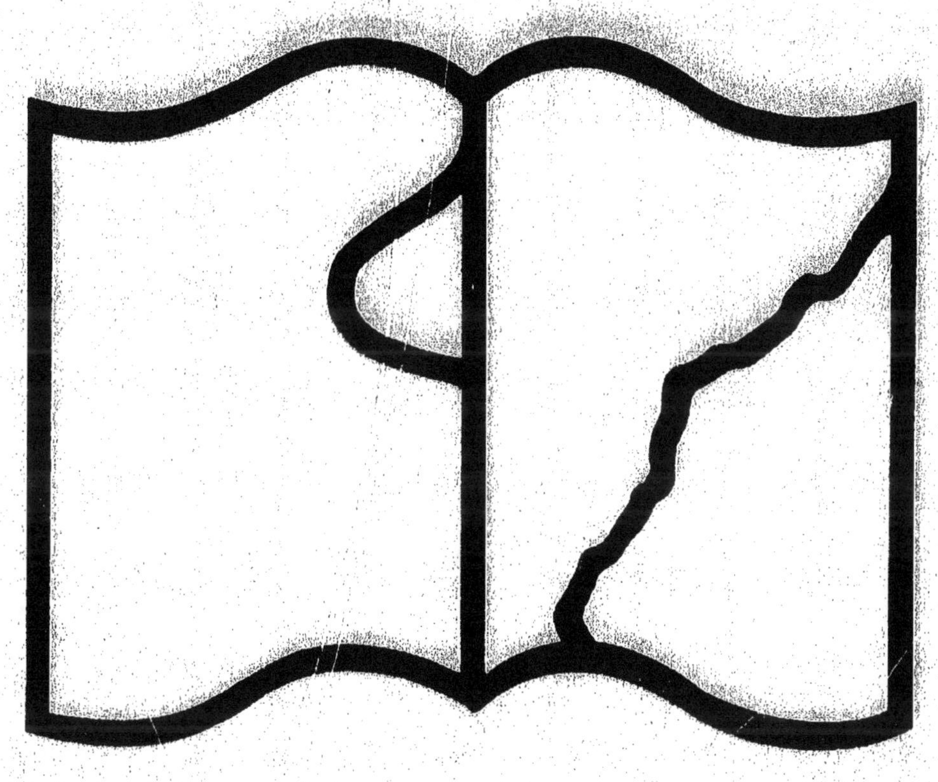

Texte détérioré — reliure défectueuse

NF Z 43-120-11

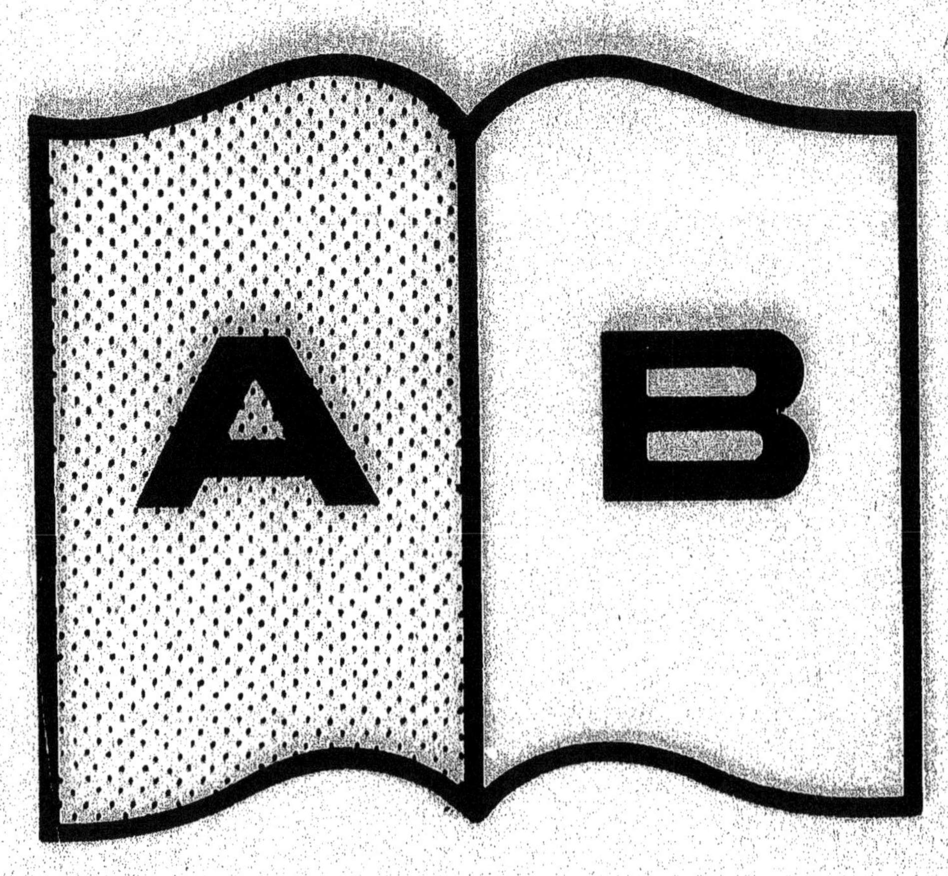

Contraste insuffisant

NF Z 43-120-14

www.ingramcontent.com/pod-product-compliance
Ingram Content Group UK Ltd.
Pitfield, Milton Keynes, MK11 3LW, UK
UKHW012258240726
13966UKWH00004B/1476

9 782011 944023